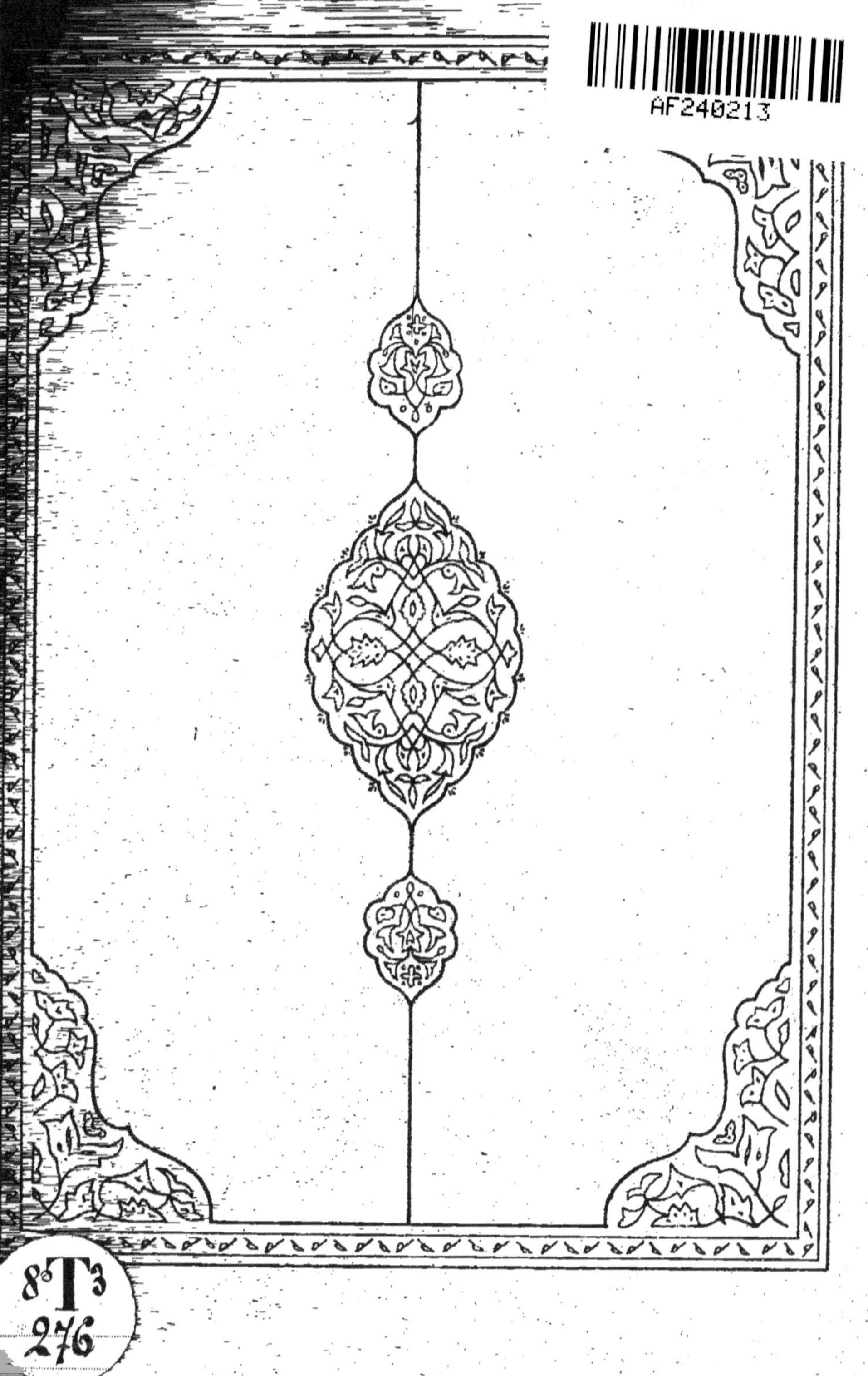

Exposition Coloniale de Marseille 1922

Service de la Santé
et de l'Hygiène publiques au Maroc

Il est tiré de ce travail, par l'Imprimerie Officielle du Protectorat, deux cent cinquante exemplaires dont ceux numérotés de 1 à 25 sont réservés à l'auteur et les autres numérotés, de 26 à 250 sont vendus au profit des Œuvres de Bienfaisance de Madame la Maréchale LYAUTEY.

10

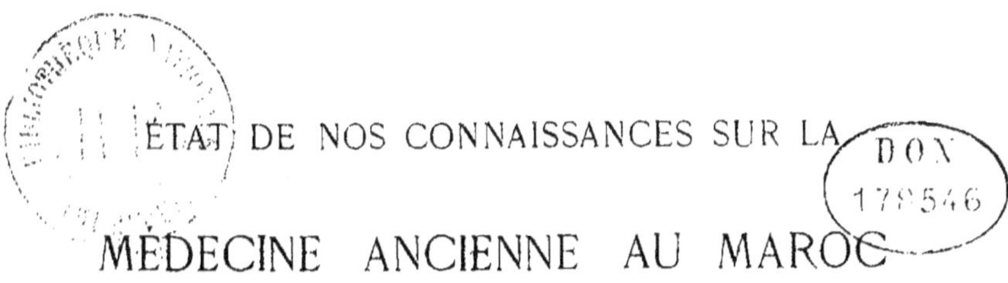

ÉTAT DE NOS CONNAISSANCES SUR LA MÉDECINE ANCIENNE AU MAROC

L'histoire de la médecine ne va pas sans l'histoire des médecins qui y tient une large place, tout comme l'histoire des philosophes et de leurs doctrines occupe un rang important dans l'étude de la philosophie. C'est parmi des écrivains de leur race et de leur profession et souvent de l'une et de l'autre que les médecins arabes de l'époque floride qui va du ixᵉ au xiiiᵉ siècle de notre ère ont trouvé leurs chroniqueurs et leurs biographes. Mais avant de s'adresser aux sources, auxquelles en définitive tout chercheur sérieux doit se reporter, l'ouvrage fondamental d'études à adopter, fil d'Ariane en ce labyrinthe, est l'*Histoire de la Médecine arabe*, du docteur Dʳ Lucien Leclerc (1). Œuvre touffue, certes, manquant d'appareil critique et d'index, mais appelée à servir de base à des recherches ultérieures, elle laisse bien en arrière le médiocre *Essai historique et littéraire sur la Médecine des Arabes*, d'Amoreux (2), l'esquisse bibliographique de Wustenfeld : *Histoire des Médecins et des Naturalistes arabes* (3) et même l'ouvrage plus complet de Wenrich : *Traductions et Commentaires des Auteurs grecs en syriaque, en arabe et en persan* (4). Le Dʳ Leclerc a bien mis en lumière les emprunts faits par les divers auteurs, parfois à leur insu, à travers des plagiaires aux œuvres des savants arabes orientaux du moyen âge : le *Fihrist*, ou catalogue de Mohammed ben Ishaq Ennadim, qui va des origines du xᵉ siè-

(1) Paris. E. Leroux 1876. 2 vol. in-8°.
(2) Montpellier 1805.
(3) Gœttingue, 1840.
(4) Leipsig, 1842.

cle (1) ; le *Kitab tarikh el Hokama* (livre de l'histoire des savants) de Djemal eddin el Kofti (2) et l'*Oyoun el Anbâ fi tabaqat el atibba* (source de renseignements sur les différentes classes de médecins), d'Ibn abi Ossaïbia (3), ces deux derniers auteurs de la fin du xiiie *siècle*.

Plusieurs de ces ouvrages ne traitent pas uniquement des médecins, mais des savants arabes en général. C'est qu'à cette époque le médecin était un encyclopédiste, philosophe le plus souvent comme Averrhoës et Ibn Thofaïl, agronome comme Ibn el Aouam, physicien comme Ibn el Heïtam, etc..., et on se priverait d'une mine d'importants documents si on ne fouillait pas attentivement les dictionnaires biographiques des auteurs arabes, comme ceux d'Ibn Khallikan (4) et d'Hadji Khalfa (5), utiles à consulter pour la fin du moyen âge, ainsi que les catalogues des manuscrits arabes des grandes bibliothèques : celui de l'Escurial, rédigé par Casiri (6), celui de la Bibliothèque Nationale dû au baron de Slane (7), etc... (8).

La plupart de ces ouvrages existent à la bibliothèque déjà riche de l'Ecole Supérieure de Rabat.

Il faudra pourtant se garder des désillusions. On s'apercevra bientôt, qu'à rechercher l'existence des médecins arabes purement marocains, la tâche est ingrate et la récolte maigre. Le Maghreb, d'une manière générale, joue un rôle effacé à l'époque où la médecine et les autres sciences brillent d'un si vif éclat en Syrie, dans l'Irak, en Egypte et jusque dans l'Espagne, toute proche. Mais à

---

(1) Ed. Fluegel, 1871-72; 2 vol., gr. in-8°.

(2) *Tarik al Hukama auf grund des Vorarbeiten Aug. Muller* herausgeben von J. Lippert, gr. in-8° 1903.

(3) Kœnigsberg 1884, 2 vol. gr. in-8° (Aug. Muller).

(4) *Ouafaïat el Ayan*, trad. de Slane. Paris 1843-71 4 vol. in-4°.

(5) *Kechef ed Dhonoun*, édition Fluegel. Paris 1833-58 ; 4 vol. in-4°.

(6) Madrid 1760. 2 vol. in-folio.

(7) Paris. Imp. Nationale, 1883-95.

(8) Consulter également : *Bibliographie des ouvrages arabes de Chauvin*, Liége 1900-03. *Encyclopédie de l'Islam* de MM. Houtsma et R. Basset. Paris (Ern. Picard, en cours de publication).

partir de la fin du xi° siècle et surtout du xii° siècle, le grand siècle de l'Espagne musulmane, son histoire et celle du Maghreb se confondent sous le sceptre des Almoravides et des Almohades, et comment séparerait-on l'étude de la médecine au Maroc, et celle des savants nés dans la péninsule ou formés dans ses écoles et qui suivirent les sultans, de Séville ou Cordoue à Fez, Marrakech ou Aghmat ?

Le Maroc peut revendiquer, entre autres : Ibn Badja, plus connu de notre moyen âge, déformateur de mots arabes, sous le nom d'Avenpace, qui fut vizir d'Yahya ben Tachfin et mourut à Fez en 1138 : Ibn Thofaïl, ministre et médecin de l'Almohade Abou Yacoub Youssef, et qui, en mourant, en 1185, à Marrakech, recommanda au prince comme son successeur, son ami Ibn Rochd qui fut le célèbre Averrhoës, l'une des plus lumineuses intelligences de l'époque, mort à Marrakech également, en 1198 ; Abou Djafar Ahmed ben Hassan, enterré à Fez ; Aboul Hakem ben Ghalendou, qui fut médecin d'Yacoub el Mansour ; et surtout cette curieuse famille de médecins, les Beni Zohr. Le D- Gabriel Colin, d'Alger, a attiré l'attention sur les plus célèbres d'entre eux dans des monographies qui sont un modèle du genre (1). C'est d'abord Aboul Ala, qui suivit à Aghmat, dans son exil, le dernier sultan ommeiade d'Espagne, après la victoire des Almoravides. Il a fait mention, dans sa *Tedkira* ou mémorial, des maladies dues à à la sécheresse de l'air de Marrakech et à la pollution de l'eau de ses canalisations. C'est ensuite Abou Merouan ben Zohr, le fameux Avenzoar, médecin d'Abd el Moumen, puis rallié aux Almohades qui le comblèrent d'honneurs. Sa fille et sa petite-fille étaient elles-mêmes d'expertes accoucheuses qui avaient pour mission d'assister les femmes d'El Mansour quand elles donnaient le jour à leurs enfants. La fortune de cette famille et son crédit auprès du prince n'allèrent pas sans exciter des haines : le fils d'Avenzoar, Abou Bekr el Hafid, et son petit-fils Abou Mohammed Abdallah moururent tous deux empoisonnés, le premier à Marrakech, le deuxième au Ribat el Fath de Salé, c'est-à-dire à Rabat.

(1) *Publications de la Faculté des lettres d'Alger.* Tomes XLIV et XLV. Paris, E. Leroux, 1911.

Au **xiii**ᵉ siècle, la puissance musulmane décroît en
Espagne et sa domination se réduit peu à peu au petit
royaume de Grenade. Plusieurs savants andalous viennent
s'établir sur l'autre rive du détroit, et, en dehors des métropoles, des villes comme Ceuta au Maroc et Bougie en
Algérie, bénéficient du lustre qu'ils leur apportent. A la
cour des Almohades, nous trouvons des médecins d'origine
andalouse comme Youssef ben Mouratir, Abou Ishaq
Ibrahim ed Dâni, Abou Yahya ben Assam, Abdelkrim ben
Moslema el Badji, etc..., qui finirent leurs jours au Maroc.

L'étude des savants hispano-moghrebins a été facilitée
par la publication d'un certain nombre de dictionnaires
biographiques tirés des manuscrits de l'Escurial, dans la
Bibliothéca arabico-hispanica, de Codéra y Zaidin (1). Il
convient de citer pour l'époque qui nous occupe celui d'Ed
Dhabbi et deux des œuvres d'Ibn el Abbar : le *Mouadjem*
et la *Tekmila*.

Une place toute spéciale sera réservée aux médecins
juifs, dont certains furent en renom à l'époque almohade
et pour lesquels il y aura lieu de consulter l'*Histoire des
Médecins juifs* de Carmoly (2).

Après le **xiv**ᵉ siècle la décadence de la science arabe se
précipite. Pourtant, une grande figure domine, celle de
Lissan ed Din Ibn el Khatib, qui ne fut pas seulement un
grand homme d'Etat et historien, auteur de nombreux
ouvrages dont plusieurs figurent au fond arabe de la Bibliothèque Nationale (3). C'est l'époque où le centre de
gravité du Maroc se reporte du Sud au Nord, avec l'acces-
sion au pouvoir des sultans mérinides, et les relations sont
constantes entre Fez et Grenade. Le médecin andalou Mohammed ben Qasem el Korchi vient exercer à Fez ; un
autre, Abou Teman el Ascouri, se voit gratifier de la charge
lucrative de collecteur d'impôts.

On consultera particulièrement, pour cette époque, le
Nefah et Tib, ou *Souffle des Parfums* (4), d'El Maqqari,

<hr>

(1) Madrid, J. de Rojas, 1883-95. 10 vol. in-8°.

(2) Voir aussi N. Schlousch. *Etudes sur l'histoire des Juifs au
Maroc. Archives marocaines*. T. VI.

(3) Sur Ibn el Khatib voir Ibn Khaldoun, *Histoire des Berbères*,
trad. De Slane. T. IV et l'étude de M. de Aldecoa, parue dans les *Archives berbères*.

(4) Le Caire, 1302. Heg. 3 vol. in-4°.

ancêtre de la famille des Mokri, dont toute la seconde partie
est consacrée à la vie d'Ibn el Khatib. Cette époque est
intéressante à étudier pour le médecin, car c'est celle de
la grande Peste Noire qui enleva, au dire des historiens,
le tiers de la population du monde civilisé. Ses causes et
son traitement ont fait l'objet de traités de la part de plusieurs médecins dont nous avons cité les noms.

Après les Beni Merin, le Maroc tombe dans l'anarchie.
Fez, la capitale du Nord, subit une éclipse pendant le règne
des chérifs saadiens, qui résident à Marrakech. Aucun nom
de médecin marocain ne figure dans les ouvrages classiques
au cours de cette période de l'histoire du Maroc, et il nous
faut arriver jusqu'à la fin du xviii° siècle pour trouver mention de l'auteur du *Dahab el Koussouf* (Ce qui écarte les
éclipses en médecine) (1), le médecin Ben Azzouz el Marrakchi, imitateur par trop fidèle, dans son chapitre des
maladies des yeux, du célèbre oculiste oriental du xi° siècle, Ali ben Issa.

Le Dr Leclerc, en l'étudiant, conclut à l'existence au
Maroc de monuments de la médecine arabe, et regrette de
n'avoir pu le visiter pour s'y documenter. De ce que nous
savons de l'état dans lequel étaient à notre arrivée les
bibliothèques du Maroc, nous pouvons penser qu'il aurait
éprouvé quelques désillusions, du genre de celles qu'éprou-
vèrent ceux qui comptaient trouver à Qarouiyn certain ma-
nuscrit, traduction intégrale des œuvres perdues de Tite-
Live.

Contentons-nous plus modestement de nourrir les
maigres notices consacrées jusqu'ici aux médecins du
Maghreb et d'en allonger la liste bien courte au moyen de
documents marocains. Une source de renseignements inu-
tilisée jusqu'à ce jour se trouve à notre disposition dans
les hagiographies publiées à Fez à la fin du siècle dernier.
Qu'il nous suffise de citer le *Djedhouat el Iqtibas*, d'Ibn
el Qadhi, le *Seloual el Anfas*, d'el Kittani, consacrés aux

---

(1) Le titre complet est « *Dahab el Koussof oua nefer ed dolma
fi alem el tib oua et tabai oua l'hikma* », de Mohamed ben Azzouz el
Merrakchi.

hommes illustres de Fez ; le *Naïl el Ibtihadj*, d'Ahmed Baba es Soudani, qui n'ont malheureusement pas encore été traduits ; le *Dahouat en Nachir*, d'Ibn Askar, « sur les vertus éminentes des cheiks du Maghreb au xᵉ siècle de l'hégire » (xvıᵉ siècle de J.-C.), et le *Nachr el Mathani*, d'El Qadiri, sur ceux des deux siècles qui suivent. Ces deux derniers ouvrages ont été publiés en traduction dans la collection des *Archives Marocaines de la Mission Scientifique de Tanger* (1). On y trouve entre autre l'indication d'une famille de médecins fasis, les Adarraq, qui florissait au xvıɪᵉ siècle.

Il restera à inventorier les ressources des bibliothèques publiques et, si possible, privées ; les catalogues des premières sont en cours d'exécution et, quant aux autres, le médecin est tout particulièrement bien placé pour obtenir des renseignements.

Déjà, dans les *Archives Marocaines* (2), G. Salmon a publié un catalogue de bibliothèque particulière où nous relevons quelques ouvrages de médecine dus à des auteurs marocains : deux traités qui portent le nom de *Mendhouma* ou poème et qui sont l'œuvre de Ahmed ben Mohammed ben Aïssa el Fichtali et d'Ibn Cheqroun el Meknassi ; un traité des simples, intitulé *Kechef er Roumouz*, ou révélation des énigmes, comme celui d'Abderrezzaq, dû à un autre Fichtali, Abou Mohammed Qaçem ben Mohammed ben Ibrahim, surnommé le Vizir de Fez ; un traité de médecine de Mohammed ben Ali el Baqili es Sousi (3), berbère des Ida ou Baqil du Tazeroualt ; enfin le *Dourar el mahmoula fi l'hadiet el maqboula*, d'Ahmed ben Salah ed Drâai, qui existe également dans les manuscrits de l'Ecole Supérieure de Rabat. Nous avons relevé un autre ouvrage du même Ed Drâai, médecin de la fin du xvɪɪᵉ siècle, *El Mendhouma et tibia fi l'âlajat ou l'adouiat el mardia*, dans le catalogue de la bibilothèque de cette école, qui sera publié sous peu. Elle possède également : la *Cheqrounia*, autre nom de la *Mendhouma*, d'Ibn Cheqroun, déjà cité, médecin également de l'époque de Moulay Ismaïl ; le *El Qoul et tabit*,

---

(1) Tomes XIX-XXI et XXIV.
(2) Tome V, fascicule I.
(3) *Mejmouâ et menafâ fi-ilm et tib*. Le nom de Baqili est cité par le Dʳ L. Raynaud, p. 119 de son *Etude sur l'Hygiène et la Médecine au Maroc*. Paris, Baillière 1902.

d'Abou Abd Allah Mohammed ben Abilabbas el Fichtali (1) ; le *Dahab et Koussouf*, de ben Azzouz el Marracchi, connu au Maroc sous le nom de Sidi Bella et qui vivait à la fin du xviiie siècle, alors que le Dr Leclerc le cite au siècle précédent : enfin, parmi les imprimés, l'opuscule plus moderne du chérif Abdesselam ben Mohammed ben Ahmed el Alami, qui fut médecin de Moulay Hassan. Il contient une transcription en langage de Fez des « *Moufradat* » ou Aphorismes de Daoud el Antaqi, le médecin syrien du xvie siècle, toujours classique au Maroc, avec, en marge, un petit traité sur les *Bouacir* ou hémorroïdes (2).

La plupart des biographies dont nous avons parlé, pour succinctes qu'elles soient, manquent rarement d'indiquer auprès de quels maîtres tel ou tel personnage illustre a étudié. Nous avons cité entre autres, outre le grand nom d'Avenzoar, maître d'élèves nombreux dont le plus célèbre est Averrhoës. celui d'Youssef ben Mouratir, qui professa à Marrakech et fut le maître d'Abou Abdallah ed Nedromi et d'Aboulabbas el Kendari.

Nous savons pourtant peu de choses sur ce qui fut, au cours des siècles, l'enseignement de la médecine au Maroc. Les historiens et les poètes s'étendent avec complaisance sur le lustre de ses métropoles, Fez surtout, « foyer de civilisation attirant les savants et les étudiants du monde entier, comme l'Athènes musulmane, où toutes les sciences, les arts et les belles lettres étaient enseignés » (3).

Il semble bien que la réalité soit plus modeste, et que le Maghreb comme d'ailleurs l'Espagne. n'ait fourni comme institutions médicales rien de comparable à ce qui exista en Orient, sous les Abassides. Déjà, à la fin du xive siècle, au dire d'Ibn Khaldoun, Fez et les autres villes du Maghreb n'avaient aucun système d'instruction passa-

(1) La « *Selouat el Anfas* ». T. II, p. 45, cite un Abou Mohammed ben Abdallah el Fichtali, mort en 1238.

(2) Lith. Fas 1318 Heg — Le premier porte le nom de *Dia en nibras* « la lumière du flambeau » ,et le 2e de : « *El beder el mounir fi àlej el bouacir* ».

(3) Docteur Raynaud. *Op. laud.* p. 116.

ble. Il est certain toutefois que l'Université de Qarouiyn
bénéficia de la ruine de l'enseignement à Cordoue, lorsque
l'agonie de la puissance musulmane en Espagne se préci-
pita. Mais, en même temps, s'intensifia le courant d'émi-
gration des étudiants, favorisé par le pèlerinage de La
Mecque, vers les écoles de l'Egypte, de la Syrie et même de
l'Irak. Au milieu du xive, siècle, Ibn Choaïb, berbère de
Doukkala, quittait le Maroc pour aller suivre les cours du
célèbre savant persan Fakhr eddin er Razi.

Pour les siècles qui suivent, nous avons le témoignage
de Léon l'Africain (1) dans sa description de Fez. On ne
devra pas toutefois l'accueillir sans réserves, si on en juge
par sa *Vie des illustres Arabes*, qui fourmille d'erreurs
« et où il se trouve souvent en désaccord avec les traditions
courantes » (2).

L'enseignement officiel de la médecine et des sciences
paraît avoir disparu de l'Université de Qarouiyn à Fez, et
du Maroc en général, bien avant la fin du siècle dernier.
Delphin (3), dans son ouvrage sur Fez, qui date d'une
trentaine d'années, nous donne une liste d'ouvrages anciens sur la médecine, étudiés par les tolbas. Ce sont
d'abord les œuvres classiques des médecins orientaux du
moyen âge, le *Kamil* de Razès, le célèbre médecin persan
du xe siècle ; le *Qanoun* et la *Mendhouma* d'Ibn Sinna,
c'est-à-dire d'Avicenne, le plus illustre et le plus original
des savants arabes du xie siècle, dont les ouvrages traduits
en latin « ont fait loi jusqu'au xviiie siècle » (4) ; la *Zebdat
et tib* de Djordjani, médecin persan du xiie, siècle la *Tedkira* d'E Soueidi, médecin syrien du xiiie siècle. Comme
traités plus modernes, nous trouvons ensuite l'ouvrage très
répandu de Daoud el Antaqi, la *Tedkira* ou mémorial déjà
estimée au Maroc au xvie siècle, parmi ses contempo-
rains (5) ; enfin, parmi les œuvres des médecins hispano-
maghrebins, l'ouvrage capital d'Averrhoës, le *Koulliyat*

(1) Trad. Temporal Ed. Scheffer. Paris, E. Leroux, 1918. 3 vol.
in-8°.

(2) Docteur Leclerc, *op. laud.* T. I., p. 110.

(3) *Fas, son université.* Paris, E. Leroux, 1889.

(4) Docteur Raynaud, *op. laud.* P. 148, note 3.

(5) Nachr el Mathani, trad. E. Michaux Bellaire, *Arch. maroc.* T.
XXIV, p. 445.

ou commentaire du *Qanoun* d'Avicenne ; le traité de botanique et de chimie connu sous le nom de *Moufradat* ou aphorismes du célèbre Ibn el Beïthar, et le *Hadiet el Meqboulat*, attribué à tort à El Marrakchi, et qui est, comme nous l'avons vu, d'Ahmed ben Salah ed Drâai.

A côté de Fez, Salé, ville « hadria » elle aussi, eut, au dire de l'*Istiqça* (1), une médersa construite par le mérinide Abou Inan, pour servir d'école de médecine, et on nous a conservé le nom d'Abou Hafçs Omar ben Oriyat, qui enseigna la médecine sous les Alaouites (2). Ce serait le « fondaq Askour » actuel. Nous ne savons si le patron de la ville, le santon bien connu El Hadj Ahmed ben Achir, qui florissait précisément au xive siècle, y professa, ou si sa renommée de guérisseur est postérieure à sa mort. Ibn el Khatib, qui habita Salé peu après, ne nous parle que d'un hôpital, annexe de la médersa, sans doute, alors que l'hôpital actuel, si on peut lui donner ce nom avec l'auteur de l'*Istiqça*, ou plutôt le « maristan », est dû au sultan alaouite Mouley Abderrahman, qui fit élever une vingtaine de chambres pour les malades autour du tombeau du saint.

D'après Léon et Marmol (3), à qui nous sommes forcés de nous reporter à propos des institutions hospitalières du Maroc, Chella, rebâtie par Yacoub el Mansour à la fin du xiie siècle, fut dotée d'un hôpital. Il en fut de même d'El Qçar dont le Harat el Moudjdarin, le quartier des varioleux, serait un ancien hôpital (4). On ne lira pas sans intérêt le chapitre de Léon intitulé : « Des hôpitaux et étuves qui sont dans la ville de Fez » et surtout le passage qui a trait aux fous. A vrai dire, ceux-ci paraissent être traités par une méthode de bastonnade assez imprévue. Mais l'hôpital était pourvu de tous « ministres et officiers, comme de notaires, facteurs, protecteurs, cuisiniers et autres qui sont au gouvernement des fous ». Léon fut d'ailleurs un de ces notaires

(1) *Kitab el Istiqça d'Ahmed ben Khaled en Naciri es Slaoui.* Boulacq, 2 vol. (en arabe) et E. Fumey. *Chronique de la dynastie Alaouie au Maroc. Arch. maroc.* Tomes IX et X.

(2) *Villes et tribus du Maroc. Rabat et sa région.* Paris. E. Leroux. T. I, pp. 32 et 225.

(3) *Description gén. de l'Afrique.* Trad. Perrot d'Ablancourt. Paris 1667, 3 vol. T. II, p. 24.

(4) *Arch maroc.* T. II, p. 23.

où « adouls », comme c'était la « coutume des jeunes étudiants qui exerçaient cet office moyennant trois ducats par mois. »

L'histoire nous a conservé le nom de deux directeurs du moristan de Fez au xiv° siècle : le fqih Abdelaziz el Qaraoui el Fasi, qui mourut en 1350, et le médecin Mohammed ben Qasem el Korchi, déjà cité, mort six ans plus tard (1).

Avant que Sidi Fredj, car il semble que ce soit de cet hôpital qu'il s'agisse dans le texte de Léon, ait cédé la place à un asile moderne d'aliénés, des recherches sur son histoire ont de quoi tenter, d'autant plus qu'un problème se pose sur l'existence d'un autre hôpital ou moristan dans le quartier de Bou Jeloud (2).

L'hôpital dont parle Marmol comme existant au faubourg (3), paraît être celui du quartier des lépreux, situé à l'ouest de Fez, et hors ville, comme le Hara de Marrakech. On consultera, au sujet des emplacements successifs de ce quartier, le *Roudh el Kartas* (histoire des souverains du Maghreb et Annales de la ville de Fez (4).

Pour terminer avec la capitale du Nord, citons un curieux détail fourni par Léon (5) sur l'exercice de la médecine au début du xvi° siècle, à propos des « apothicaires qui ne sçavent faire sirops ni juleps pour ce que les médecins les ordonnent et les font ensemble en leurs maisons, puis les envoyent en leurs boutiques, là où ils tiennent des garsons qui les distribuent selon que les recettes l'ordonnent. »

En dehors des villes, dans ce que nous appellerions aujourd'hui le « bled », on était moins bien partagé. D'après Marmol et Cœlius Curion, auteur d'une *Histoire des*

<hr>

(1) *Saloual el Anfas III*, p. 159. — Casiri, *op. laud.* T. II, p. 78.

(2) L'abbé Godard. *Description et hist. du Maroc*. Paris, 1860. 2 vol. in-8°, T. I, p. 48. — Voir aussi L. Massignon : *Le Maroc dans les premières années du xvi° siècle*. Alger, 1906, p. 225 (carte). *Le Nozhet el Hadi* d'El Oufrani (trad. Houdas), p. 93, parle d'un hôpital commencé en 1562 par le sultan Moulay Abdallah le Gaadlen.

(3) *Op. laud.* T. II, p. 174.— Voir aussi *Arch. maroc.* T. XI, p. 398.

(4) Ouvrage de l'imam Abou Mohammed Salah ben Abd el Halim de Grenade, écrit en 1326 à la cour de Fez. Trad. Beaumier. Paris. Imp. Nat. 1860.

(5) *Op. laud.* T. II, p. 103.

Sarrazins (1), dans la province de Héa (c'est-à-dire la région
actuelle des Haha, voisine de Mogador), il n'y avait ni
médecin, ni chirurgien, ni apothicaires, ni épiciers, et les
malades se guérissaient par la diète et l'ignipuncture.

Les institutions hospitalières de Marrakech, la capitale
du Sud ne nous sont guère connues que pendant l'époque
almohade. L'historien Abd el Ouahid el Marrakchi (2) nous
conte qu'Abou Youssef Yacoub fit construire un hôpital
sans pareil au monde, dans la partie la plus plane de la
ville, avec de l'eau à profusion, des remèdes de toute na-
ture, des provisions de vêtements de jour et de nuit, d'été
et d'hiver, à l'usage des malades. Riches et pauvres y
étaient reçus. Le pauvre, à sa sortie, recevait un secours
d'argent. Le sultan se rendait à l'hôpital chaque vendredi
après la prière, s'enquérant de la santé des malades et de
leurs besoins.

Nous ne savons ce qui demeura après lui d'une si belle
œuvre. Sans doute, elle eut le sort de tant de choses au
Maghreb, qui disparurent au cours des luttes qui mirent fin
à la puissance des Almohades. Le docteur Raynaud nous a
décrit ce qui restait au début de ce siècle, de ces « moris-
tans » qui existaient dans les principales villes du Maroc :
quelques « beniqas » ou cellules, blanchies à la chaux, souvent malpropres, servant d'asile aux infirmes et aux misé-
reux, alimentés par l'institution des Habous. Des recherches faites dans les archives de ce service permettraient
sans doute de compléter le peu de renseignements que nous
possédons sur l'histoire de l'Assistance publique au Maroc.

Il nous reste à indiquer, pour terminer cette revue, ce
qu'était cette médecine enseignée dans les écoles, pratiquée
dans les hôpitaux, exercée par les médecins dont nous
avons cité les noms.

C'est d'abord la médecine grecque, celle de l'école
d'Alexandrie, héritière des traditions de Dioscorides et de

(1) Bâle, 1568.
(2) *Histoire des Almohades*, trad. Fagnan, Alger 1893, p. 249.

Galien (1), fondée sur la division de la matière en quatre
éléments qui entrent en proportions variables mais défi-
nies, dans les tempéraments, les maladies, les aliments et
les médicaments :

1° Le feu, source de la chaleur (el harara) auquel cor-
respond la bile (el mourra eç cefra) ; 2° l'air, symbole de la
sécheresse (el ibousa), dont le siège est dans la rate et qui
produit l'atrabile (el mourra es souda) ; 3° la terre, signe
de la froideur (el brouda) dont l'humeur répandue dans
tout le corps constitue la pituite (el belghem) ; 4° enfin
l'eau, productrice de l'humidité (er rotouba) qui réside
dans le sang (ed dem). Selon que ces éléments prédominent
dans une substance, celle-ci est dite chaude ou froide, ou
à la fois chaude et humide, froide et sèche, etc... à des de-
grés divers. Ainsi le safran est chaud au 2° degré et sec au
premier ; la courge est humide au 1er degré, etc...

Les maladies ayant pour cause un ou plusieurs de ces
éléments doivent être combattues par des médicaments
doués de propriétés contraires ; de même on luttera contre
les tempéraments par des aliments d'ordre inverse.

Certes, nous voilà bien loin, semble-t-il, des concep-
tions médicales modernes. Et pourtant, qui nous eût dit,
il y a quarante ans, alors qu'on était tenté de tout expliquer
par l'agent animé, le microbe, que l'attention serait à nou-
veau attirée sur les réactions humorales et qu'à la suite des
découvertes sur le rôle primordial joué par les sécrétions
glandulaires internes, la vieille organothérapie du Moyen-
Age trouverait un renouveau de faveur ?

En médecine, comme ailleurs, « multa renascentur
quæ jam cecidere », bien des choses renaissent que l'on
croyait mortes et l'étude du passé nous enseigne qu'il faut
nous montrer prudents dans nos appréciations sur les con-
ceptions scientifiques ou morales de nos devanciers.

Mais la médecine grecque, comme bien l'on pense,
n'est pas parvenue aux régions lointaines du Maghreb el
Aqça, pure de toute influence étrangère. Sans parler de
celle de la Perse et de l'Inde et des traditions de l'Arabie
antéislamique, elle a subi l'influence de ce que l'on a

(1) Pour Galien, voir D^r Ch. Daremberg. *Œuvres anat. physiol.
et médic. de Galien.* Paris. Baillière, 1854. 2 vol.

appelé la médecine du prophète, que nous connaissons par
les recueils de *hadîts*. L'étude de ces questions sera le
préambule nécessaire aux recherches concernant l'histoire
de la médecine au Maroc ; seule elle permettra de faire la
part de ce qui revient au milieu berbère marocain, au
vieux fonds de rites religieux ou magiques comme à l'em-
pirisme thérapeutique utilisant les simples originaires du
pays.

Nous ne pouvons citer ici les très nombreux ouvrages
parus sur la médecine des Grecs et des Arabes. Peu d'entre
eux sont des œuvres d'ensemble comme le livre du Dr Leclerc, déjà cité. Contentons-nous d'indiquer parmi les auteurs français les travaux des médecins d'Algérie : le docteur Perron, traducteur du traité de Djelal ed din Abou
Soleiman Daoud, sur *La Médecine du Prophète* (1) : le docteur E.-L. Bertherand, auteur de la *Contribution des Arabes au Progrès des Sciences médicales* (2) : le docteur
A. Bertherand, annoteur de la traduction de *Kitab er
rahma fittob ou l'hikma*, « livre de la miséricorde sur la
médecine et la sagesse », attribué à l'Egyptien Es Souyouti,
ouvrage des plus répandus au Maroc (3) : le docteur San-
guinetti, traducteur d'Ibn Batouta, le géographe, et qui
nous a donné des extraits d'Ibn Abi Ossaibià, d'Es Safadi
et de Kalioubi, parus dans le *Journal asiatique* (4) : le docteur Lucien Leclerc, traducteur d'Ibn el Beithar, le grand
botaniste andalou (5), annotateur et traducteur aussi du
Kechef er Roumouz, d'Abderrezzaq el Djezairi (6), diction-
naire de matière médicale : de la *Chirurgie*, d'Abulcasis
et du *Traité de la Variole*, de Razès : enfin le docteur Gabriel Colin, dont nous avons cité les études sur Abou l'Ala
et Avenzoar, et qui est également l'auteur d'une monogra-
phie sur Abderrezzaq (7).

(1) In *Gazette médicale d'Algérie;* Alger 1860.
(2) Paris, 1883.
(3) Trad. Pharaon. Alger.
(4) 1854-65-66.
(5) 3 vol. in-4° 1877-83. Voir aussi *Etudes histor. et physiol. sur
Ibn el Beithar*, in-8° 1862.
(6) Paris, E. Leroux, 1 vol. in-8° 1874.
(7) Paris, E. Leroux, 1905, 1 vol. in-8°.

Les traités d'Avicenne et d'Ali ben Issa, sur les maladies des yeux, ont donné lieu à des traductions et commentaires des Allemands Hirschberg et Lippert (1) ; les traités d'anatomie de Razès et d'Avicenne, ainsi que le traité sur la lithiase rénale et vésicale de Razès ont été traduits par P. de Koning (2).

On consultera avec fruit l'étude sur le *Zad el Moçafir* ou « Viatique », d'Ibn el Djezzar el Ifriqyi de Dugat (3) et l'ouvrage de Guigues : *Les noms arabes dans le livre des simples de Serapion* (4). Pour établir la part qui revient aux plantes du Maroc, avec leur terminologie berbère, dans les ouvrages des grands botanistes Aboulabbas ben Roumia en Nabati, Abdallah ben Salah el Ketami et d'Ibn Beithar, qui tous parcourent le Maroc, on s'aidera des travaux de Schousboë (5), de MM. René Basset (6), Salmon (7) et Laoust (8).

Nombre d'obscurités des auteurs anciens en cette matière disparaîtront à mesure que se poursuivront les enquêtes des médecins et des ethnographes. En apprenant d'eux ce qu'est la médecine, dans les régions encore peu pénétrées de l'extrême-sud marocain, ou, au dire du docteur Raynaud (9), persistait encore une sorte d'enseignement médical dans les Zaouias, nous pourrions mieux interpréter les ouvrages que nous avons cités de ces médecins bien exclusivement marocains du Sous et du Draa. Ainsi le passé se reliera au présent.

Docteur RENAUD H. P. J.,

Médecin-major du Corps d'occupation.

(1) *Die Arabischen Lehrbücher der Augenheilkunde* 1905.

(2) Paris, 1903.

(3) *Journ. Asiatique*, 1853.

(4) Paris 1905. — Voir aussi sa traduction de *Nacir eddin Mahmoud* « Livre de l'Art du traitement », xive siècle.

(5) *Observations sur le règne végétal au Maroc*. Ed. française-latine par le Dr E.-L. Bertherand, Paris 1874, in-8°.

(6) *Les noms berbères des plantes dans Ibn et Beïthar*. — Soc. typogr. Florence 1899.

(7) *Arch. maroc.*, T. VIII.

(8) *Mots et choses berbères*. Paris, Challamel, 1920, chap. X. — Voir aussi le très intéressant chapitre sur les maladies.

(9) *Op. laud.* p. 118-19. A noter aussi que dans sa *Galerie des littérateurs de Bougie* (J. As. 1856), Cherbonneau cite le nom de deux médecins orientaux qui finirent leurs jours au Draa.

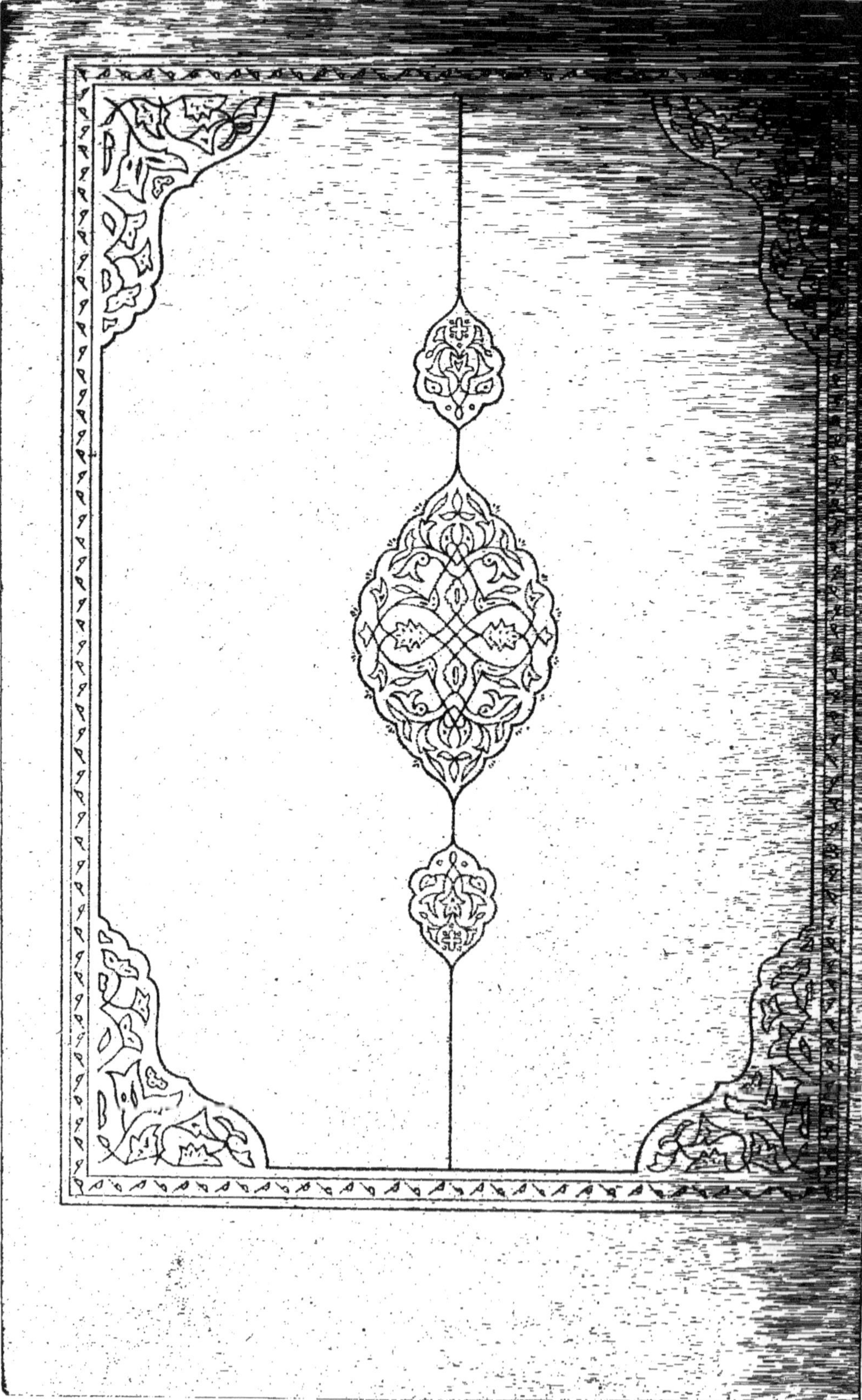